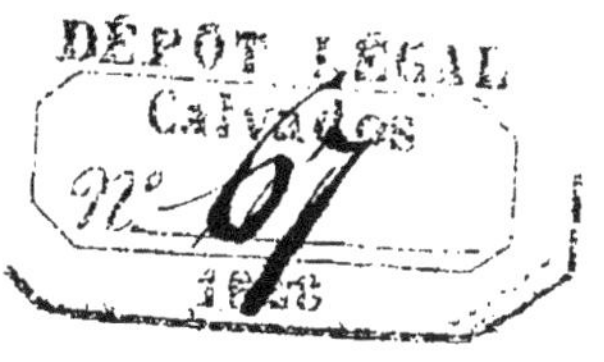

ÉPIDÉMIE

DE

CHOLÉRA-MORBUS

DE 1865-1866

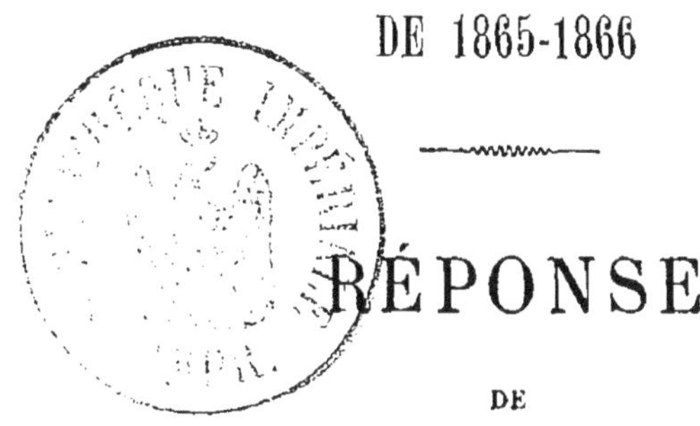

RÉPONSE

DE

M. LE Dr LE ROY A M. LE Dr DENIS

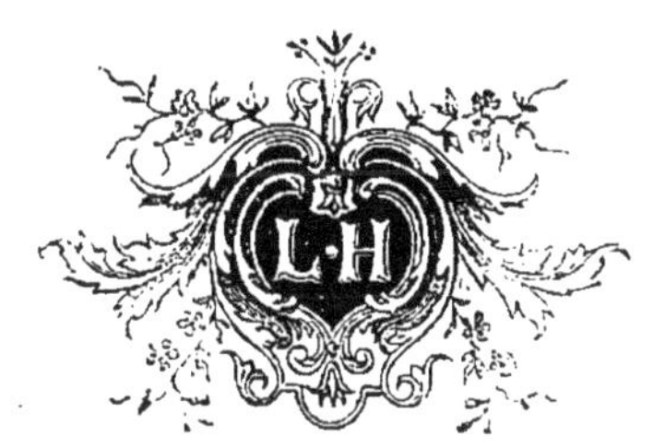

CAEN

F. LE BLANC-HARDEL, IMPRIMEUR-LIBRAIRE

RUE FROIDE, 2

1868

Le 19 juin dernier, M. le Dr Denis-Dumont a publié une réponse au rapport *Sur l'épidémie de Choléra-Morbus qui a régné à Caen en* 1865-1866, *fait à la Société de Médecine par M. Le Roy, au nom d'une commission composée de MM. Martin, président; Bourienne, secrétaire; Maheut, Roulland et Le Roy.*

Deux jours après seulement, j'ai pu me procurer un exemplaire de cette réponse; car si M. Denis-Dumont a eu la hardiesse de la faire imprimer, il a du moins eu la pudeur de ne pas me l'envoyer.

J'ai écrit immédiatement à M. le Président de la Société de Médecine pour le prier de vouloir bien réunir dans le plus bref délai possible la Commission, afin qu'elle avisât.

La Commission s'est réunie le 24 juin, mais elle a pensé, avec raison, que son mandat était terminé et qu'on devait porter immédiatement la question devant la Société.

Dans ce but, la Société s'est réunie extraordinairement, le 30 juin. — M. le Président m'ayant accordé la parole, j'ai lu un travail qui répond péremptoirement aux attaques de M. Denis. — La Société l'a jugé ainsi : qu'elle me permette de lui en exprimer ma vive gratitude. (Voir p. 22 et 23.)

Mais il me reste un autre devoir à remplir : j'ai été attaqué publiquement et personnellement dans ma dignité; c'est publiquement aussi qu'il me faut répondre... Les faits seuls parleront pour moi.

Vers le milieu de décembre 1867, parut un Rapport officiel sur la dernière épidémie cholérique, adressé par M. Denis à M. le Préfet.

Ce rapport présentait, au point de vue scientifique, des inexactitudes et des lacunes considérables ; — au point de vue moral surtout, il gardait un silence inexplicable sur le dévouement montré par tous les médecins de notre cité pendant cette épidémie ; tandis qu'il mettait en relief celui des médecins de la campagne. Il en résultait, avec la dernière évidence pour tout lecteur impartial, que si les médecins des localités environnantes avaient rempli leur devoir, ceux de Caen étaient restés au-dessous de leur tâche (1).

(1) M. Denis dit, quelque part dans sa réponse, qu'il est encore à découvrir une phrase, une ligne, un mot agressif ! Et ce silence blessant qu'il garde sur le dévouement que nous avons tous montré, j'ose le dire, pendant l'épidémie, ce silence qui met en suspicion notre honneur médical n'est-il pas *agressif* !

A la lecture de ce rapport, un sentiment profond d'indignation s'éleva dans tout le corps médical. Ce sentiment se manifesta dans la séance du 7 janvier de la Société de Médecine. Aussi cette Société décida que le rapport de M. Denis serait porté à l'ordre du jour de sa prochaine réunion. M. le Secrétaire fut prié d'en avertir immédiatement M. Denis.

Le 21 janvier, à 2 heures de l'après-midi, j'appelai l'attention du Conseil d'hygiène sur le rapport de M. Denis ; mais celui-ci, se retranchant derrière un article de l'arrêté ministériel du 1er septembre 1851, éluda la discussion.—*Première reculade.*

Par une coïncidence fortuite, le même jour, à 7 heures 1/2 du soir, la Société de Médecine se réunissait. M. Denis, quoique prévenu dès le 8 janvier, que son travail était porté à l'ordre du jour pour cette séance, refusa une seconde fois la discussion par une lettre consignée dans les procès-verbaux de la Société.—*Seconde reculade.*

Voilà comme on a écarté la discussion!—Voilà comme M. Denis aime que la lumière se fasse... Passons.

Alors la Société voyant que M. Denis ne voulait, ni accepter une discussion, ni donner des explications à ses confrères, arrêta : qu'une Commission composée de MM. Maheut, Roulland et Le Roy, à laquelle se joindraient les membres de son bureau, serait chargée de rassembler tous les faits, de les comparer à ceux consignés dans le travail de M. Denis, et de lui présenter un rapport destiné à être communiqué à M. le Préfet, ainsi qu'à l'Académie.

Le 4 février, M. Denis, voulant à tout prix éviter une discussion, tenta un dernier effort. Il vint soutenir devant la Société qu'aucun article de son réglement ne

2

l'autorisait à livrer, malgré sa volonté, son travail à la discussion. Mais l'Assemblée, mue par les considérations qui l'avaient décidée dès le 7 janvier, à savoir : que le travail de M. Denis n'était point une œuvre privée, mais bien un rapport officiel, adressé à M. le Préfet et transmis à l'Académie dès le 24 décembre 1867 ; — que ce rapport relatait l'histoire d'une épidémie, dans laquelle tous ses membres avaient été plus ou moins acteurs ; — que, dès lors, elle avait le droit de voir si cette relation était exacte et si l'honneur du corps médical n'était point lésé ; — qu'enfin, elle avait chargé une commission de lui faire un rapport... passa à l'ordre du jour.

Le 3 mars, le rapporteur de la Commission lut son travail devant la Société, et les conclusions proposées par la Commission furent adoptées à l'unanimité des membres présents, moins la voix de M. Denis. — Dans cette séance, M. Denis avança que le travail de la Commission fourmillait d'erreurs, et il demanda qu'une discussion fût fixée à la réunion suivante. Nous insistâmes, *nous,* pour qu'elle eût lieu immédiatement. Mais M. Denis n'était pas prêt..... Il n'était pas prêt, *après deux ans de réflexion*, à soutenir son propre rapport ! car, notez-le bien, il n'avait qu'à montrer l'exactitude de ses chiffres pour prouver l'inexactitude des nôtres, puisqu'ils sont dissemblables. — Bien plus, M. Roulland lui dit : puisque le travail de la Commission fourmille d'erreurs, il ne sera pas difficile à M. Denis d'en citer *une;* nous le défions d'en citer une, une seule! Et M. Denis ne put signaler un seul fait. — Enfin, M. Roulland ajouta : supposons que M. Denis ne soit pas prêt à discuter les faits..., est-ce qu'au point de vue moral, il ne trouvera pas dans son intelligence et dans son cœur, quelque chose à dire à ses collègues qu'il a blessés... Et M. Denis n'a rien trouvé, ni dans son intelligence, ni dans son cœur, à dire à ses collègues qu'il avait blessés ! S'il n'a rien trouvé à leur dire, il a du moins fait un aveu précieux : c'est qu'il n'avait point envoyé d'exemplaire de son rapport à la Société, afin d'éviter une discussion.

Alors, l'Assemblée voyant que la demande de M. Denis n'était pas sérieuse, qu'il voulait seulement gagner du temps... décida, d'accord du reste avec lui, que la Commission, à laquelle elle transmettait tous ses pouvoirs, entendrait M. Denis en ses observations, et, qu'après les avoir appréciées, elle modifierait son rapport si elle trouvait juste et convenable de le faire.

Du 3 au 10 mars, le rapport de la Commission, confié au Secrétaire, fut mis à la disposition de M. Denis.

Le 10 mars, la Commission s'est réunie. M. le Président a demandé à M. Denis quelles observations il avait à présenter sur le rapport de la Commission ?—M. Denis a demandé deux modifications: la première, touchant l'épisode de la Charité ; — la deuxième, concernant Mme Pillet, sa belle-mère. – La première modification réclamée par M. Denis a été repoussée, parce que la relation de l'épisode de la Charité faite par la Commission était basée sur des pièces officielles, et que M. Denis n'a produit aucun document qui pût l'infirmer. — La deuxième lui a été accordée à titre gracieux. —A cette occasion, je ne puis m'empêcher de faire une réflexion : — quoi ! M. Denis vient, d'un ton bien humble, supplier la Commission de supprimer la phrase qui concerne Mme Pillet, sa belle-mère, et plus tard, quand il prend la plume, il ne se sent pas arrêté par cette concession qui lui est gracieusement faite !—Continuons.

Interpellé ensuite pour savoir s'il avait d'autres observations à présenter, M. Denis a répondu qu'il n'en avait aucune (1).

Enfin, le 17 mars, le procès-verbal de la Commission est lu dans le sein de la Société. Non-seulement M. Denis présent ne réclame pas, mais encore interpellé de nouveau, et cela devant toute la Société, par M. Roulland qui lui dit : « Vous avez annoncé que le travail de la Commission fourmillait d'erreurs ; devant la Commission, vous n'avez pu les signaler... : aujourd'hui devant la Société tout entière, pouvez-vous le faire ? » — C'était certes là une occasion magnifique d'engager les débats, et M. Denis la laisse échapper et M. Denis garde un silence trop significatif.

Telle a été l'attitude de M. Denis devant ses collègues. Voyons maintenant celle qu'il a prise devant le public ; je copie textuellement :

« M. le docteur Leroy-Lanjuinière est venu, comme « rapporteur d'une Commission, lire sur notre travail, « au sein de la Société de Médecine, une critique « passionnée, acerbe, où il incrimine tout ce que nous « disons, surtout ce que nous ne disons pas, suspec- « tant nos intentions, accumulant les erreurs comme à « plaisir ; et, chose vraiment inouie, quand nous deman- « dons à répondre, non pas bien entendu devant la « Commission dont il se dit l'organe, mais devant « tous nos collègues à la plus prochaine réunion, il « craint pour cet échafaudage si laborieusement établi, « mais si peu solide ; et à force d'obstination et d'ar- « deur, il fait écarter cette légitime réclamation. »

(1) M. Denis a prétendu depuis qu'il avait fait des réserves.—Les cinq membres de la Commission affirment le contraire.

Ainsi 1° M. Denis affirme que le rapporteur de la Société a accumulé les erreurs comme à plaisir dans son travail..! — lorsque le 3 mars, devant ses confrères, seuls compétents pour juger un travail de ce genre, M. Denis ne peut en citer une seule ; — lorsque le 10 mars, après sept jours de réflexion, il ne peut en découvrir une seule ; — lorsque le 17 mars, quatorze jours après, il garde devant la Société ce silence si expressif !

2° Lorsque M. Denis demande à répondre : j'ai, dit-il, à force d'obstination et d'ardeur, fait écarter cette légitime réclamation ; — mais le 3 mars, M. Denis n'est pas prêt ; mais surtout, le 17 mars, quatorze jours après la lecture du Rapport de la Commission, il garde un silence prudent.

3° Enfin j'ai peu de goût, dit-il encore, pour la discussion et la lumière : — quand, le 21 janvier, j'appelle l'attention du Conseil d'hygiène et de la Société de médecine, deux sociétés différentes et compétentes, sur son travail, et que M. Denis le soustrait à l'examen et à la critique, en se retranchant derrière des articles de réglement ; — quand, le 3 mars, M. Denis n'est pas prêt et qu'il avoue lui-même qu'il n'a pas envoyé d'exemplaire à la Société, afin d'éviter une discussion.

M. Denis connaissait tous ces faits, lorsqu'il a écrit sa réponse. — Je laisse à la conscience publique le soin de tirer de ce simple rapprochement la seule induction logique qu'on puisse en tirer.

Ce n'est pas tout : M. Denis a dirigé des attaques injurieuses contre le Rapporteur, contre la Commission, contre la Société tout entière.

1° Contre le Rapporteur, je n'ai pas besoin d'insister :

M. Denis a concentré sur ma tête toutes les calomnies destinées à ses confrères. Je ne m'en plains pas ; au contraire, je suis heureux d'avoir épargné à mes collègues la peine de les recevoir. — Mais pourquoi M. Denis m'a-t-il choisi ? Il m'a choisi pour deux raisons : la première, parce que s'il eût réfuté les opinions de ses confrères, comme il l'a fait en me les attribuant, il eût montré à ses lecteurs que son rapport était répudié par tous... ; or, M. Denis est trop habile pour le dire ; —la deuxième, parce qu'il avait une dette de gratitude à acquitter envers moi. — Lisez plutôt :

« Paris, le 18 juin 1855.

« Mon cher maître,

« Déjà dans plus d'une circonstance difficile, j'ai fait « appel à votre expérience et à vos sages conseils. « L'intérêt et l'empressement avec lesquels vous y avez « répondu me font prendre aujourd'hui la liberté de « venir de nouveau vous prier de me renseigner sur la « conduite que je dois tenir dans une occasion, où j'ai « besoin plus que jamais d'un guide bienveillant et « éclairé, puisqu'il s'agit de mon avenir tout entier.

« *Signé :* Denis. »

« Paris, le 29 juin 1855.

« Mon cher monsieur Le Roy,

« A peine avais-je eu l'honneur de recevoir votre « lettre, que j'écrivais à M. Vastel, en me conformant « aux indications que vous aviez bien voulu me donner.

« La réponse ne s'est pas fait longtemps attendre. Je « la recevais hier ; je m'empresse de vous annoncer « qu'elle peut être considérée comme favorable.

« *Signé :* DENIS. »

« Surtainville, le 15 septembre 1855.

« MONSIEUR LE ROY,

« Ainsi vous voyez que je n'ai pas trop mal fait de « suivre vos avis ; mais, si vous voulez bien me le « permettre, je ne vous tiens pas encore pour quitte, « et de retour à Caen, je vous prierai encore plus « d'une fois de me servir de pilote au besoin, et de me « continuer la bienveillance pour laquelle je ne sais « vraiment comment vous exprimer toute ma recon- « naissance.

« *Signé :* DENIS (1). »

2° Contre la *Commission* — il écrit (p. 3) (2) : *dont je me dis l'organe.* Et cependant M. Denis savait parfaitement que le rapport lu par moi au nom de la Commission était une *œuvre collective*, dont chaque membre avait loyalement réclamé sa part de solidarité dès le 3 mars. (Voir le procès-verbal de cette séance.)

(1) Par décret du 18 novembre 1855, M. Denis a été nommé professeur suppléant à l'École de Médecine.

(2) Plus loin, p. 13, le seul tort de la Commission, ajoute-t-il encore, c'est d'avoir accepté trop complaisamment, sur la foi de son Rapporteur, les renseignements qu'il s'était chargé de recueillir. Certes, on ne nous accusera pas d'adulation à l'endroit de la Commission ; mais nous affirmons, jusqu'à preuve du contraire, qu'il n'est pas un de ses membres qui, pour attaquer un collègue, consentît à recourir à de tels procédés de discussion.

3° Enfin contre la Société, l'attaque n'est pas moins évidente, car en attaquant le Rapporteur, en attaquant la Commission, M. Denis a attaqué deux émanations d'elle-même. — De plus (p. 4 et 30), il l'accuse directement d'avoir laissé surprendre sa bonne foi, — quand le travail de la Commission est essentiellement fait sur les notes fournies par chacun de ses membres, dont les noms sont cités à chaque page ; — quand, dans la séance du 3 mars, la Société a approuvé le rapport de sa Commission et adopté les conclusions qu'elle lui a présentées !

Voilà les faits généraux. Abordons maintenant quelques faits particuliers.

Contagion.

Nous avançions, comme Rapporteur de la Commission, qu'il ne fallait pas attacher une trop grande importance à la gare. La preuve, ajoutions-nous, c'est que MM. Chancerel et Maheut, médecins du chemin de fer, M. Leprovost, qui demeure dans le voisinage de la gare, déclarent que, pendant toute la durée de l'épidémie, pas un seul employé, tant dans le personnel sédentaire que dans le personnel mobile, n'a été atteint du choléra.

Voilà ce que nous avancions :

« Or, *dit M. Denis*, d'après les relevés officiels, on « compte :

« La mère du sieur D....., employé : — morte du « choléra.

« Le frère du sieur D....., autre employé : — mort du « choléra.

« Le beau-frère de C., employé aux bagages : —mort « du choléra.

« B., homme d'équipe :—malade du choléra.

« B., employé de bureau. — Id.

« B., id. — Id.

« G., chef d'équipe. — Id.

« La femme de G. Id.

« Et cette liste n'est même pas complète !

—Naturellement j'ai communiqué cette liste aux personnes intéressées. — Tous nos confrères maintiennent leur assertion. De plus, M. Chancerel m'a remis la note suivante qui va répandre la lumière la plus vive sur la *valeur* de la liste produite par M. Denis :

« Tous les jours, dit M. Chancerel, j'étais obligé « d'envoyer un bulletin imprimé au médecin en chef de « la Compagnie, et tous les jours ce bulletin a été né- « gatif. Les employés malades pouvaient s'adresser à « un autre médecin qu'à celui de la Compagnie, mais « ils m'étaient signalés par un avis imprimé; et lors « même qu'ils étaient vus par quelques-uns de mes « confrères, j'étais obligé de constater leur maladie. « Or, je déclare que pendant toute la durée de l'épi- « démie, je n'ai été appelé à constater aucun cas de « choléra.

« Quant à la liste précitée, j'ai consulté le registre « officiel relativement aux noms répondant aux initiales « indiquées par M. Denis comme ayant eu le choléra, « et voici ce que j'ai trouvé :

« Bisson, employé enregistrant, du 5 au 13 janvier « (cholérine).

« Bellissent, homme d'équipe, du 16 au 21 janvier « (cholérine).

« Briand, homme d'équipe, du 3 au 14 janvier (cho-
« lérine).

« Georgin, sous-chef d'équipe, du 3 au 8 janvier
« (cholérine).

« Jouenne, coketier, du 11 au 17 janvier (cholérine),

« Vagnon, mécanicien, du 18 au 20 février (cho-
« lérine).

« Ces deux derniers ne sont pas signalés par M. Denis.

« Pour les autres, ils *sont inconnus.*

« Ainsi que nous l'avions annoncé, il n'y a *pas eu un*
« *seul employé atteint du choléra confirmé.* — Seulement,
« comme les autres habitants, les employés ont subi
« le contre-coup de l'épidémie régnante, qui a déve-
« loppé chez eux quelques accidents gastro-intestinaux.
« — Mais encore à une époque où l'épidémie était à
« son apogée ou même pour quelques-uns à sa période
« décroissante. »

Sans doute, M. Denis critiquera cette liste officielle...
Elle ne vient pas du commissaire de police du quartier.
Malgré sa foi robuste dans l'exactitude des renseignements puisés à cette source, *au point de vue médical*, il nous permettra de préférer ceux qui nous sont transmis par nos confrères.

STATISTIQUE.

M. Denis attaque, c'est son droit, le 3e élément de la statistique de la Commission de la manière suivante :

« Ce n'est point, comme le dit M. Leroy, sur les
« notes des confrères cités par lui, qu'en dehors de
« l'Hôtel-Dieu et de Vaucelles, il a établi le chiffre des
« décès; son affirmation n'est point exacte. »

La Société de Médecine tout entière a répondu elle-même à cette assertion de M. Denis, en votant le 30 juin : *que les faits consignés dans le rapport de sa Commission sont exacts* (Voir p. 22 et 23).

Si les faits consignés dans le rapport de la Commission sont *exacts*, que deviennent les chiffres de M. Denis ? de simples chiffres de fantaisie, et *rien que des chiffres de fantaisie !*

M. Denis, en parlant du quartier St-Jean, m'accuse d'insinuer qu'il n'avait pas vu les malades pauvres de cette paroisse.

La Commission n'a fait que répéter *ce que tout le monde disait.* Du reste, voici des pièces qui confirment ce que nous avons avancé :

Lettre de M. Bertrand, maire, à M. L. Liégard.

Caen, le 3 janvier 1866.

Cher Monsieur,

« Je vous prie de vouloir bien donner vos charitables « soins à la famille Le Nourrichel, demeurant rue « Coupée, n° 21, dans laquelle on me dit que trois « enfants sont atteints du choléra. Je vous prie encore « de faire délivrer des médicaments par le pharmacien « du dispensaire, lequel, sur le vu de ce petit mot agira « comme si vos ordonnances émanaient d'un médecin « des pauvres. — Il agirait de même pour les autres cas « où vous auriez la bonté de donner votre assistance « aux familles nécessiteuses, atteintes par l'épidémie.

« Recevez, etc.

« *Signé :* Bertrand.

M. Liégard ajoute : « Il était impossible d'obtenir « de M. Denis auquel la famille Le Nourrichel s'était « adressée comme médecin de la section St-Jean, qu'il « donnât ses soins à cette famille ; elle pria mon père « qui n'est pas médecin du dispensaire, comme on le « sait, de vouloir bien la visiter. Un jour, mon père « extrêmement fatigué de soigner la plus *grande partie* « *des pauvres cholériques de la paroisse St-Jean*, et lui-« même malade, dit au père de famille de demander « un médecin à M. le Maire, parce qu'il était débordé « par la besogne et brisé de fatigue. Le père suivit « ce conseil et M. Bertrand m'adressa la lettre pré-« citée. »

Enfin, et ce n'est pas le moins curieux; voici le passage d'une autre lettre que M. Liégard (Léon) adressait à la Commission, le 3 février 1868 :

« Il est surprenant que, parmi ses titres à la recon-« naissance publique, M. Denis n'ait pas rappelé le « souvenir de sa visite administrative aux cholériques « du quartier St-Jean. C'était dans un jour où le zèle « était de rigueur ; M. le Préfet était attendu d'un « moment à l'autre, il s'agissait de fanatiser la rue « Coupée, de faire crier vive M. Denis par toutes les « bouches, ce qui n'était pas chose facile, car le cri « contraire était dans tous les cœurs. Donc, le 13 ou « 14 janvier, notre confrère eut recours aux dons « gratuits, moyen connu, très-ancien, mais d'une « réussite assurée, et véritablement ces dons méritaient « à double titre d'être appelés gratuits ; car ils ne coû-« taient rien à ceux qui recevaient, rien à celui qui don-« nait; l'administration municipale, toujours si dévouée, « et, dans ces malheureuses circonstances, si profondé-« ment affligée des maux qui frappaient la cité, en avait

« fait tous les frais : la distribution était plus particuliè-
« rement composée d'*objets de chauffage* bien nécessaires
« en cette rigoureuse saison. »

ÉPISODE DE LA CHARITÉ.

« Le zèle incroyable, dit M. Denis, que M. Leroy a
« déployé en parlant de la Charité, a étonné d'abord. »

Qui a-t-il étonné? Personne; car si les principes de M. Denis l'ont porté à attaquer la Charité, mes principes à moi m'ont porté à défendre ce couvent et à faire connaître la vérité. — Cependant si personne n'a été étonné, quelqu'un a été très-contrarié de la publication de certains documents officiels qui révélaient sa conduite : c'est M. Denis.

M. Denis poursuit : « On s'est bientôt expliqué ce
« zèle en apprenant sa récente nomination comme mé-
« decin de ce couvent. »

M. Denis n'est pas heureux, même dans ses insinuations les plus malveillantes, car il me suffira de rapprocher certaines dates pour montrer que là encore il m'a calomnié, qu'il a trompé le public. C'est le 3 mars que j'ai lu le rapport de la Commission devant la Société; c'est le 10 mars que M. Denis est venu d'un ton bien humble supplier la Commission de supprimer la phrase qui concernait Mme Pillet, sa belle-mère; c'est le 12 mars que le rapport a été remis à l'imprimeur. — Enfin, c'est seulement *le 23 mars* que le regrettable M. Leclerc qui, dans le sein de la Société, avait marqué la plus vive indignation contre la conduite de M. Denis envers la Charité, *est mort subitement*.

M. Denis ajoute : « C'est par erreur ou par oubli que

mon rapport n'a pas été communiqué à MM. Fontaine et Leclerc!

L'administration préfectorale, toujours si soigneuse, n'a point dans une circonstance aussi grave commis un pareil oubli. Elle l'eût fait, j'affirme qu'elle ne l'a pas fait, elle se fût empressée de couvrir M. Denis. Si celui-ci ne peut donc produire une pièce officielle, c'est que ce qu'il avance n'est pas exact. — Et cela est si vrai que nous avons : 1° la protestation officielle de MM. Fontaine et Leclerc; 2° la mission officielle confiée par M. le Préfet à ces Messieurs de faire, en dehors de M. Denis, un nouveau rapport. — J'avais donc raison d'ajouter : « Voilà les procédés de M. Denis envers ses collègues, et si nous cherchions dans les *procès-verbaux de l'École de Médecine et du Conseil d'hygiène*, nous verrions que ce n'est pas la première fois que M. Denis agit ainsi. »

M. Denis revient encore sur l'insuffisance du régime des pénitentes, l'absence d'air, de lumière, etc. Or, j'ai à cœur de vider cette question. Je copie dans le rapport officiel de M. l'abbé Noget-Lacoudre, vicaire-général, la réponse péremptoire qu'il a faite à ces insinuations de M. Denis. Cette simple relation des faits trouvera, je l'espère, grâce devant lui; ce n'est plus celle d'un confrère! La voici :

« 1° *Le régime ordinaire des pénitentes* se compose du « déjeûner à 7 heures 1/2, du dîner à 11 heures 1/2 et « du souper à 6 heures 3/4. Il y a de plus à 3 heures « 1/2 un goûter pour celles qui le désirent et le de- « mandent, et même on oblige à y prendre part celles « qui sont jeunes ou qui paraîtraient souffrantes.

« Le déjeûner consiste en une soupe grasse, c'est-à- « dire à la graisse, tous les jours excepté le vendredi

« et le samedi. On donne du pain et du cidre à celles « qui le préfèrent. Celles qui sont occupées à des « travaux pénibles, comme les lessivières, reçoivent « après la soupe du pain avec du beurre, du fromage « ou des fruits et du cidre.

« Au dîner, on sert après la soupe, qui est toujours « de la soupe de viande ou de graisse, excepté le ven- « dredi et le samedi, un plat de viande tous les jours; « celles qui sont employées à des travaux plus pénibles « reçoivent en outre du dessert.

« A la collation ou goûter, on donne outre le pain « et le cidre du dessert à celles qui, sans être malades, « seraient souffrantes. Les autres ne mangent pas pour « cela leur pain sec; car elles ont soin de se réserver « quelque chose des autres repas, preuve que la nour- « riture est assez abondante pour leur permettre d'en « mettre une partie de côté.

« Enfin on leur sert au souper de la soupe maigre ou « grasse, souvent grasse; à la suite, un plat de légumes « quelquefois, mais plus souvent du beurre, du fro- « mage, des fruits. A tous les repas le cidre est distribué « en quantité suffisante, et le pain à discrétion.

« Que de pauvres et honnêtes ouvrières manquent « chaque jour d'une nourriture aussi régulière, aussi « saine, aussi abondante !

« Le régime dont je viens de parler est celui des « jeunes filles reçues gratuitement ou qui ne paient pas « une pension au-dessus de 100 fr. Elles n'ont pour vivre « que leurs doigts et la charité avec l'ordre économique « des dames religieuses.

« Celles qui paient une pension supérieure à 100 fr. « reçoivent, à proportion de l'augmentation du prix, « quelque chose de plus dans chacun de leurs repas.

« J'ai peine à me persuader, M. le Préfet, après les « considérations précédentes, que le régime alimen- « taire soit la principale cause de l'épidémie.

« 2° On ne doit pas non plus l'attribuer aux bâti- « ments. Les salles et les dortoirs sont bien aérés ; « la ventilation s'y fait avec facilité au moyen de « fenêtres, *dont le rapport de M. Denis ne parle pas*, et « qui sont placées à *diverses expositions.*

« 3° Le soleil pénètre, dès avant midi, dans les « cours, dans la plupart des salles et dans plusieurs « dortoirs, même à l'époque voisine du solstice où nous « sommes (1), et pendant laquelle le soleil s'élève peu « au-dessus de l'horizon ; il les éclaire et les échauffe « dans le reste de la journée, au point de devenir in- « commode dans l'été (et j'ajoute de nécessiter la *pré- « sence de persiennes*, dont M. le secrétaire ne parle pas.)

« C'est par un *lapsus calami* que M. Denis a dit, dans « son rapport, qu'une muraille de 15 à 18 mètres « fermait les cours des deux côtés ; il voulait dire 15 à « 18 pieds. »

Ce rapport remarquable me dispense de relever les nombreuses erreurs commises par M. Denis. Mais, qui n'est frappé, en le lisant, de la légèreté avec laquelle il rédige ses rapports.

M. Denis insiste encore sur ce qu'il a *personnellement* demandé : l'évacuation de la Charité. — Personne n'a jamais douté de la bienveillance de ses sentiments envers ce couvent ! Mais ce que j'affirme de nouveau, c'est que ni M. Denis, ni la Commission n'a parlé à Mme la Supérieure de faire évacuer la maison, et que pas une personne n'a été renvoyée par suite de leur visite.

(1) Le rapport de M. Noget est du 24 janvier 1866.

Enfin, M. Denis termine en disant que peu de faits dans l'histoire des épidémies ont plaidé aussi énergiquement la cause de l'hygiène ! Admirable succès, en effet, que celui de voir une épidémie cesser quand tout le monde est parti !

Hôtel-Dieu.

M. Denis avance, dans son rapport à M. le Préfet, qu'il a été chargé *pendant plusieurs semaines* de suppléer M. Le Prestre dans le service des femmes. — Nous répétons, nous, que cela est inexact. — A l'appui de cette affirmation, nous citions : 1° la nature subalterne des fonctions confiées à M. Denis à l'Hôtel-Dieu, qui ne lui permettaient pas d'occuper une position principale ; 2° les rapports officiels de MM. Vastel et Le Prestre à l'administration, qui oubliaient de le mentionner.

Nous ajoutons aujourd'hui, que le rapport de la Commission a été lu, dans la séance du 3 mars, devant MM. Le Prestre et Denis, et que ni l'un ni l'autre n'a réclamé ; — que M. Le Prestre, dans le mémoire justificatif qu'il a publié dernièrement à l'occasion de son procès, dit qu'il était retenu à Caen par le choléra, qu'il se devait à tous ses concitoyens, quand tous ses confrères luttaient de zèle et de dévouement pour combattre le terrible fléau.

M. Denis invoque encore une dernière preuve ; la voici : nous prenons, dit-il, l'affiche de l'École de médecine, le programme officiel des cours, signé par M. Le Roy, et nous lisons :

Clinique chirurgicale.
M. Denis-Dumont, professeur-adjoint.

Sont-ce là des fonctions *principales* qui lui sont confiées? Si cela est, pourquoi M. Denis oublie-t-il de joindre ce titre au mot professeur à l'École. — Ce ne sont encore là que des fonctions subalternes.

M. Denis devrait se rappeler que M. Denonvilliers, notre inspecteur général, nous a dit que les professeurs-adjoints de clinique n'étaient sous d'autres noms que des professeurs suppléants. — En effet, ils remplacent les professeurs titulaires, lorsque ceux-ci sont empêchés et encore, s'ils ne sont pas en même temps chirurgiens-adjoints, *et M. Denis n'est pas chirurgien-adjoint*, ils ne peuvent prendre tout le service du titulaire : on leur accorde *seulement* 25 *lits,* c'est-à-dire une fraction du service. — Enfin, dans la circonstance qui nous intéresse ici, lors même que, comme professeur adjoint de clinique chirurgicale, M. Denis eût remplacé au moment de l'épidémie M. Le Prestre, ce que celui-ci ne reconnaît pas, il ne pouvait à aucun titre être chargé des femmes atteintes du choléra, affection toute médicale et qui était en dehors de ses attributions. Ainsi, *M. Denis ne pouvait prendre, comme il l'annonce, le service des femmes cholériques à l'Hôtel-Dieu.*

Enfin M. Denis m'accuse d'avoir cédé à une mauvaise passion : l'Envie !

Qu'ai-je donc à envier à M. Denis ?

1° Son *nom?* J'ai le droit et l'honneur d'en porter un qui ne laisse rien désirer à la vanité ;

2° Son honorabilité ? La mienne peut facilement subir la comparaison avec la sienne ;

3° Les succès qu'il a obtenus pendant ses études médicales ? Examinons :

a. *A Caen*, M. Denis a été préparateur du cours de

chimie et interne à l'Hôtel-Dieu. — Il a rempli les fonctions d'interne pendant une année seulement, et il a séjourné à l'École pendant trois années scolaires (1850-1851, 1851-1852 et 1852-1853).

A Rennes, j'ai été prosecteur du cours d'anatomie et interne à l'Hôtel-Dieu. J'ai rempli les fonctions d'interne pendant 2 années, et j'ai séjourné 4 années dans cette École (1834-1835, 1835-1836, 1836-1837, 1837-1838).

b. *A Paris*, M. Denis a passé sa 4e année d'études, plus le temps rigoureusement nécessaire pour subir ses examens pour le doctorat: en tout 20 mois au plus. Et pendant ce laps de temps, M. Denis ne s'est *présenté à aucun concours*.

En 1839, j'ai rempli les fonctions d'externe des hôpitaux de Paris. — En 1840, celles d'interne provisoire. —En 1841, 1842, 1843 et 1844, celles d'interne définitif.

De plus j'ai été nommé élève de l'École pratique de la Faculté de Médecine. — *Toutes places obtenues au concours.*

4° Sa position à l'École ?— Je suis professeur titulaire; il n'est que professeur adjoint.

5° Sa position à l'Hôpital ?—Je suis chef du service des accouchements et des enfants nouveau-nés. — Il n'est que médecin des entrées.

6° Ses titres honorifiques ?—Je suis officier d'Académie et officier de l'Instruction publique ; il n'est encore qu'officier d'Académie.

7° Sa clientèle ?—Je le reconnais volontiers, je la sollicite beaucoup moins que mon confrère, excepté cependant celle des *pauvres*, pour laquelle je ne le cède ni en zèle ni en dévouement à personne.

De plus, je suis médecin de l'Orphelinat de St-Étienne,

dans lequel il y a deux cents personnes ; — je suis médecin du couvent de la Charité, dans lequel il y a cinq cents personnes.

8° Ah ! j'allais l'oublier... M. Denis est maire de Grand-Camp, en résidence à Caen... Que ses administrés doivent regretter qu'il ait si peu de loisirs à leur consacrer, lui qui, en écrivant *une seule page*, *est dérangé plus de vingt fois* (1) !

Ce travail, qui contenait en plus une partie scientifique, a été lu le 30 juin devant la Société de médecine.

Étaient présents : MM. Martin, président ; Bourienne, secrétaire ; Vastel, Le Prestre, Roulland, Le Chevalier, Maheut, Liégard (Alfred), Liégard (Léon), Gauthier, Le Petit, Chancerel, Delangle, Faucon, Auvray, Viart, Denis et Le Roy.

Après cette lecture, M. Denis a demandé qu'un jury d'honneur fût nommé pour examiner son travail et celui de la Commission.

Un membre a fait remarquer à M. Denis que le jury d'honneur *était tout constitué*, et que la question scientifique ne pouvait pas être mieux jugée que par les médecins faisant partie de la Commission, et par la Société tout entière qui avait donné son approbation au rapport de cette Commission.

(1) Étrange déclaration qui expliquerait tout au plus les nombreuses erreurs de son travail, si l'on ne savait déjà qu'il a eu la collaboration d'une personne peu habituée aux recherches abstraites de la Médecine.

Un membre de la Commission propose alors à la Société d'adopter les conclusions suivantes :

Considérant, d'une part, que les faits consignés dans le rapport de sa Commission du choléra sont exacts, la Société maintient son vote du 3 mars 1868;

Considérant, d'autre part, que les allégations contenues dans l'écrit de M. Denis, ayant pour titre : *Simple rectification*, sont fausses et erronées ;

Considérant que cet écrit est injurieux pour le Rapporteur, injurieux pour la Commission, injurieux pour la Société de Médecine ;

La Société inflige à M. Denis un blâme sévère ; elle arrête de plus que le procès-verbal de ce jour sera publié par les soins de sa Commission d'impression.

En présence de ces conclusions, dont l'adoption était inévitable, M. Denis demande à se recueillir un instant, afin de soumettre à l'assemblée une déclaration qui donne satisfaction à tout le monde. — Il lit la déclaration reproduite plus bas, qui est acceptée à l'unanimité, à la condition expresse qu'elle sera précédée du vote que la Société a émis le 3 mars, par lequel elle approuve le rapport de M. Le Roy et adopte les conclusions proposées par sa Commission. — Elle autorise en outre M. Le Roy à faire l'usage qui lui conviendra de son vote et de la déclaration de M. Denis, dont un double, signé par l'auteur, lui sera remis séance tenante :

1° Vote de la Société :

Considérant que les faits consignés dans le rapport de sa Commission *sont exacts*, la Société maintient son vote du 3 mars 1868 ;

2° Déclaration de M. Denis :

Je déclare devant la Société tout entière, qu'en répondant à M. Le Roy, je n'ai jamais eu l'intention de l'injurier ; j'ai le regret d'avoir été entraîné à des expressions blessantes par des expressions qui m'ont paru blessantes, et je suis le premier à déplorer que des malentendus sans doute aient provoqué un antagonisme que, de mon côté, je serais heureux de voir disparaître.

30 juin 1868.

Signé : DENIS-DUMONT.

Après cette déclaration, je n'ai plus rien à dire.

Caen. — Typ. F. LE BLANC-HARDEL.

www.ingramcontent.com/pod-product-compliance
Ingram Content Group UK Ltd.
Pitfield, Milton Keynes, MK11 3LW, UK
UKHW012309240726
13966UKWH00004B/1747